GASTRO ET ENTÉRO-RADICULITES

à formes continues

CHEZ LES SYPHILITIQUES

PAR LE

DOCTEUR MARC LAMY

Interne des Hôpitaux de Lyon

VILLEFRANCHE
IMPRIMERIE DU *Réveil du Beaujolais*
9 et 9 bis, rue Pierre-Morin

—

1920

GASTRO ET ENTÉRO-RADICULITES

à formes continues

CHEZ LES SYPHILITIQUES

GASTRO ET ENTÉRO-RADICULITES

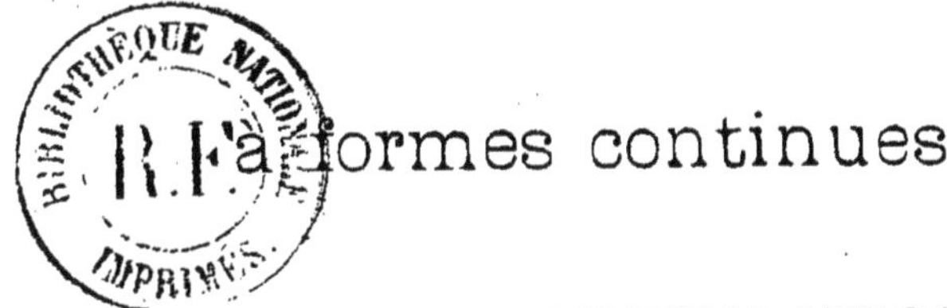

à formes continues

CHEZ LES SYPHILITIQUES

PAR LE

DOCTEUR MARC LAMY

Interne des Hôpitaux de Lyon

VILLEFRANCHE
IMPRIMERIE DU *Réveil du Beaujolais*
9 et 9 bis, rue Pierre-Morin

—

1920

A la mémoire de mon Père, à ma Mère, à mes parents, à mes amis, à mes maîtres des Hôpitaux et de la Faculté, à mes camarades d'Internat des Hôpitaux de Lyon.

Je dédie ce travail.

Au Docteur L. BOUCHUT, à qui nous sommes redevables, non seulement du sujet de cette thèse, mais de précieux conseils qui ont jalonné notre internat, nous sommes heureux d'adresser nos sincères remerciements et l'assurance de notre bien vive reconnaissance.

GASTRO ET ENTÉRO-RADICULITES, À FORMES CONTINUES, CHEZ LES SYPHILITIQUES

CHAPITRE PREMIER

Définition

Au cours d'un tabès, surpris à la période préataxique ou à la phase d'ataxie locomotrice, les manisfestations viscérales intéressant l'estomac et l'intestin : qu'ils s'agissent de grande crise gastrique avec tout son cortège symptomatique si dramatique, ou de crise monosymptomatique (douleurs, vomissements, flatulence), qu'ils s'agissent de coliques intestinales avec épreintes, faux besoins, débâcle diarrhéique, telles que Fournier les a tracées d'une plume magistrale, toutes ces viscéralgies, isolées ou associées à d'autres phénomènes douloureux, sont monnaie courante. La brutalité du début et l'évanouissement subit des symptômes impriment à toutes ces manifestations une marque distinctive qui ne permet pas au clinicien d'émettre le moindre doute sur la nature de tels incidents, si dramatiques soient-ils.

Ce caractère primordial permet d'assimiler les douleurs viscérales aux douleurs périphériques à type fulgurant : la clinique se rencontre avec l'anatomie pathologique comme nous le montrerons ultérieurement.

Mais de même que des douleurs périphériques peuvent torturer le tabètique d'une façon incessante (sciatique rebelle) de même les viscères peuvent souffrir d'une façon presque continue : c'est ainsi que certains malades, entre leurs crises gastriques paroxystiques, pourront présenter les uns, des troubles dyspeptiques, d'autres un syndrome hyperchlorydrique ; et, dans l'intervalle des crises, les malades seront toujours et avant tout des gastriques. Ces faits mis en évidence par J. Ch. Roux dans sa thèse, sont actuellement de notion courante et nous n'avons rien à y ajouter.

De longue date déjà, certains cliniciens Leyden, Soupault, Debove, se sont trouvés en présence de malades offrant le tableau typique de la crise gastrique, sans cependant qu'ils pussent déceler le moindre symptôme (Argyll, Westphal, îlots d'anesthésie) susceptible de rattacher ce syndrome au tabès.

Aussi ces faits furent-ils laissés en dehors de toute classification et catalogués sous le terme de crises gastriques essentielles. Nous dirons ultérieurement ce que l'on doit en penser et comment les recherches récentes sur l'anatomie pathologique du tabès et des radiculites permettent de les expliquer.

Autrefois, crises gastriques étaient considérées comme manifestations caractéristiques du tabès. Les observations récentes de Loeper, Hautefeuille et Dupret, Camus et Bauffle ont dépossédé la sclérose des cordons postérieurs d'un certain nombre de crises gastriques : c'est ainsi que ce syndrome isolé où associé à du zona ou des névralgies intercostales peut survenir chez des malades atteints de néoplasme vertébral, d'actinomycose costo-vertébrale. C'est qu'en effet, douleurs fulgurantes, crises gastriques et intestinales et autres algies survenant au cours du tabès doivent être rattachées non pas à la sclérose des cordons postérieurs, mais disons-le de suite, quitte à nous en expliquer ultérieurement, à l'irritation des racines postérieures par un processus méningé : à une méningo-radiculite.

Le domaine des radiculites est extrêmement vaste et l'on conçoit qu'un processus infectieux quelconque puisse se localiser au niveau des culs-de-sac méningés périradiculaires et y déterminer l'irritation puis la sclérose des fibres nerveuses. Le tabès ne constitue qu'une des causes multiples susceptibles de provoquer cette altération, et à vrai dire, d'après les données récentes exposées dans la thèse de J.-Ch Roux, le tabès ne serait que la conséquence de la radiculite, celle-ci étant elle-même conditionnée par le processus méningé syphilitique.

La syphilis est donc souvent la cause d'altération des racines postérieures et si celles-ci traduisent le plus souvent leurs souffrances par des douleurs fulgurantes et des crises viscérales dont la grande crise gastrique est le prototype, elles peuvent l'exprimer quelquefois par des scènes douloureuses moins violentes, plus continues, parfois rappelant le syndrome ulçus s'il s'agit de l'estomac, parfois le syndrome dysentérique ou entéritique banal s'il s'agit de l'intestin. Ce sont **ces syndromes continus gastriques et intestinaux** que nous nous proposons d'étudier en les désignant sous le terme général de **gastro-entéro-radi-**

culites, rattachant ainsi ces manifestations à leur véritable cause comme nous venons de le dire et comme nous essaierons de le démontrer au chapitre pathogénie.

CHAPITRE II

ETUDE CLINIQUE

I. — Gastro-radiculites

Les troubles gastriques, pour lesquels les malades viennent consulter, sont les uns très typiques, les autres très frustes et tous tendront à induire le clinicien en erreur, car, dans le premier cas, il semblera s'agir d'un ulcus gastrique, ou duodénal, et, dans le deuxième d'une gastronévrose. S'il est nécessaire de bien connaître le syndrome douloureux qui constitue le fond du tableau, il est autrement essentiel de ne pas s'en laisser imposer par lui, et de ne pas négliger quelques points de détail, qui, à peine soulignés par le patient, risquent de rester ignorés, et ainsi s'échappera des mains du clinicien le fil d'Ariane qui devait le conduire au diagnostic.

1° Le syndrome douloureux

Il s'agit de malades qui présentent depuis quelques semaines ou quelques mois, des douleurs épigastriques d'abord légères et fugaces analogues aux pesanteurs épigastriques des hypopeptiques, durant une heure ou deux, au cours de la digestion. Au bout de quelques semaines ou de quelques mois, ces douleurs présentent une acuité plus grande : il ne s'agit plus de pesanteur, mais de véritables douleurs lancinantes, crampoïdes, brûlantes, survenant une heure ou deux après le repas, durant à peu près le même temps, parfois plus tardives, surtout s'il s'agit de douleurs nocturnes. Leur apparition peut tout à fait simuler la douleur précoce avec recrudescence tardive de l'ulcus gastrique, ou la douleur lointaine de l'ulcus duodénal. Elles sont quelquefois en relation avec les heures des repas : c'est ainsi que dans un cas, en modifiant l'horaire des repas, nous avons vu l'apparition des douleurs suivre une marche parallèle, pendant un certain temps tout au moins. Ni le régime, ni la thérapeutique ordinairement usitée (alcalins, soupe de bismuth, opium) n'apportent habituellement de sédation appréciable de durée soutenue.

Les vomissements sont extrêmement rares, et n'appartiennent qu'aux grandes crises qui ne sont pas trop le fait des malades en cause. C'est à l'épigastre que le patient localise les phénomènes douloureux, c'est de là que partent les irradiations dorsales, intercostales, lombaires, inguinales ou crurales ; quelquefois ce point dorsal est tellement net que la similitude de cette crise douloureuse avec le paroxysme de l'ulcus est frappante et que le doute n'effleure même pas l'esprit de l'observateur.

Cependant certaines de ces irradiations sont bien lointaines, parfois même, en dehors du paroxysme typique, des douleurs ectopiques apparaissent dans les lombes, dans les flancs, le long des espaces intercostaux : tantôt il s'agit de simples chatouillements, que rend plus énervants le contact des vêtements, tantôt ce sont de véritables douleurs lancinantes durant une ou deux secondes, tantôt ce sont des douleurs plus fixes, rappelant les points névralgiques ou les crampes. Souvent ces sensations sont si légères que le patient ne songe même pas à en parler et que seul le clinicien averti pourra les faire avouer. Si discrètes soient-elles, ces douleurs minimales, ces sensations bizarres auront une valeur de tout premier ordre et nous ne saurions assez insister sur l'intérêt diagnostique que comporte leur dépistage.

Il ne s'agit pas toujours de phénomènes douloureux aussi typiques rappelant l'ulcus gastrique ou duodénal, parfois les paroxysmes douloureux ne sont pas nettement influencés par les repas : ils manifestent une certaine indépendance ; parfois même il s'agit simplement de dyspepsie banale avec flatulence, éructations, émissions gazeuses par l'anus, parfois enfin, et ce n'est pas un caractère de moindre valeur, le même malade présente tantôt des paroxysmes à type ulcus, tantôt des symptômes dyspeptiques banals, tantôt des douleurs erratiques dans l'hypocondre et l'épigastre, tantôt enfin des troubles intestinaux, tels que l'un ou l'autre de ceux dont nous allons parler dans un instant.

2° L'examen gastrique

Est entièrement négatif : absence de point douloureux profond, parfois le malade gémit quand on palpe légèrement l'épigastre, il suffit alors de lui bander les yeux, pour que la palpation la plus profonde soit possible, sans même qu'il s'en rende compte. Cette discordance entre l'hypéresthésie cutanée et l'anesthésie profonde est même un bon signe de non-organicité des troubles gastriques ; absence de tension intermittente, de péristaltisme stomacal, absence de clapotage à jeun. Le chimisme gastrique révèle une acidité, soit normale, soit modifiée en plus ou en moins. La recherche du sang dans les selles est toujours négative.

Les examens radioscopiques répétés montrent un estomac de situation et de forme normales sans point douloureux localisé sur l'image, sans péristaltisme exagéré, ni retard dans l'évacuation.

Ces symptômes négatifs doivent, à eux seuls, permettre de rejeter l'hypothèse d'organicité des troubles gastriques.

3° Les symptômes associés

Si l'examen gastrique, par la non-objectivité des symptômes, donne plus de poids aux présomptions que l'interrogatoire aura fait naître dans l'esprit du clinicien, la constatation de quelques symptômes nerveux ou cardiaques emportera la conviction.

Souvent l'interrogatoire aura relevé la syphilis dans le passé des malades. Les douleurs erratiques dans les espaces intercostaux, dans les membres inférieurs, rappelant les douleurs en éclair, feront penser à une irritation légère des racines postérieures. Parfois c'est une diplopie survenue brusquement et disparue de même qui, en l'absence d'anamnèse, fait penser à la syphilis.

D'autre part, il est fréquent que l'examen des sujets révèle des signes indubitables de syphilis nerveuse, chez l'un on constate l'abolition d'un réflexe rotulien, chez l'autre d'un réflexe achilléen, chez un troisième c'est une inégalité pupillaire avec paresse aux réactions lumineuses ou même abolition du réflexe à la lumière, chez un autre c'est de l'anesthésie insulaire au niveau des seins ou le long de la face interne des bras. Chez ce dernier c'est une lésion aortique : surélévation de la crosse, double lésion aortique, dont la nature ne peut être mise sur le compte du rhumatisme ; c'en est trop pour ne pas rattacher tous les troubles observés à la même cause : la syphilis.

Ce tableau clinique, nécessairement schématique, repose sur les observations suivantes, auxquelles, à défaut de vérification opératoire, l'action vraiment remarquable des injections de mercure ou d'arsénobenzol confère, nous le croyons, une valeur de premier plan.

OBSERVATION I

(Dûe à l'obligeance du Docteur Bouchut)

Aucun antécédent héréditaire.

A 24 ans, deux ans après son mariage, laryngite prolongée avec raucité de la voix,

A 52 ans, diplopie soignée par des injections de biiodure de mercure.

A 58 ans, des troubles gastriques font leur apparition sous forme de pesanteurs gastriques légères qui prennent bientôt un caractère aigu, si bien qu'un spécialiste fait le diagnostic d'ulcus gastrique.

En mars 1919, elle souffre depuis un an et demi de douleurs gastriques, maintenant très vives, apparaissant suivant un rythme constant à peu près invariable. Elles *débutent* : une demi-heure après le repas de midi, consistant en sensations de brûlures, de crampes épigastriques avec irradiations dorsales. Elles vont crescendo jusqu'à 4 heures du soir où elles atteignent une acuité extrême avec irradiations *plus lointaines dans les flancs et les cuisses*. Elles ne s'apaisent que vers 6 heures du soir. Le repas du soir, toujours très léger, est généralement bien supporté, mais *vers 2 ou 3 heures du matin*, la malade se réveille en proie à des douleurs analogues à celles éprouvées dans l'après-midi, moins vives cependant et de durée plus courte : une heure environ.

La malade n'a jamais présenté de vomissement, ni d'hématemèse, ni de melœna.

L'examen de l'estomac, est à peu près négatif. Absence de clapotage à jeun, catheterisme à jeun négatif, acidité normale après repas d'épreuve. La radio montre un estomac de dimensions normales, non abaissé, très mobile. Le péristaltisme est normal. Absence de points douloureux au niveau de l'image. Evacuation gastrique complète en 3 heures 1/2, après ingestion de la bouillie bismuthée.

L'examen du système nerveux révèle par contre une riche symptomatologie :

Les deux réflexes achilléens et le reflexe rotulien droit sont abolis.

Les pupilles sont égales, en léger myosis, réagissant normalement à l'accomodation, *mais très faiblement à la lumière.*

Aucun trouble moteur n'est relevé.

Comme troubles de la sensibilité objective, on note quelques zones d'hypoesthésie et d'anesthésie dans le domaine des 2e et 3e Racines dorsales en avant ; on relève en interrogeant avec soin la malade les *troubles subjectifs* suivants : une sensation de doigt mort, constante depuis plusieurs mois, au niveau du gros orteil droit, des douleurs fugaces au niveau des poignets, des genoux, des épaules, des chevilles et qualifiées de douleurs rhumatismales ; de temps à autre la malade accuse des secousses douloureuses assez vives dans les bras et les cuisses. Une ponction lombaire révèle de la lymphocytose du liquide céphalo-rachidien.

La malade est soumise d'abord à un régime sévère : repos absolu au lit, alimentation purement lactée (2 litres par 24 heures), compresses chaudes sur l'abdomen, médication belladonée et ingestion chaque matin de 40 grammes de Carbonate de Bismuth. Après 10 jours de ce traitement la malade souffre peut-être un peu moins mais *les douleurs sont encore très vives et en outre apparaissent suivant le même horaire que précédemment*, bien que la malade se contente d'une tasse de lait toutes les 3 heures.

En présence de cet échec, on laisse la malade se lever, s'alimenter avec des pâtes, des œufs, des purées, de la viande hâchée, des compotes et l'on pratique une série *d'injections d'arséno-benzol : à la 3e injection : l'amélioration est notable et à la dernière, les douleurs ont à peu près complètement disparu.*

Pendant un mois 1/2 la malade se croit guérie, mange de tout, engraisse et mène une vie active.

Le 4 Juillet 1919. La malade revient consulter car les douleurs gastriques sont réapparues : elles sont moins violentes que précédemment, mais elles ont le même horaire : débutant *1 heure* après le repas ; sur notre conseil le déjeuner est avancé d'une heure, les douleurs débutent une heure plus tôt. La malade accuse *des douleurs dans les épaules* débutant en même temps que les douleurs gastriques et cessant avec elles. Un fait nouveau est apparu : depuis 5 jours la malade présente une *diarrhée intense ;* 5 ou 6 selles liquides, accompagnées de quelques épreintes, apparaissent chaque nuit. L'opium à hautes doses n'a aucunement modifié la diarrhée. Une *nouvelle série de néo-arsénobenzol* (de 0,30 à 0,90) est instituée ; dès *la 3e injection les douleurs gastriques, la diarrhée, les douleurs irradiées aux épaules ont pris fin.*

Le 20 juillet. La malade s'alimente copieusement, reprend des couleurs et du poids.

Le 25 septembre. La malade, après avoir passé deux mois à la campagne et vécu de l'alimentation ordinaire de l'hôtel, ne souffre plus de l'estomac, *mais la diarrhée* a de nouveau fait son apparition ; elle est plus abondante que précédemment (12 selles nocturnes pour la plupart) *et s'accompagne de coliques, de ténesme et d'épreintes.*

Le 5 octobre. Ni le régime, ni la thérapeutique symptômatique n'ont modifié la diarrhée.

De plus les douleurs gastriques reparaissent avec les caractères suivants : 1 heure après le repas de midi, sensation de plénitude, de distension abdominale suivie d'éructations bruyantes durant 1/2 heure ; puis après soulagement momentané, commencent des douleurs épigastriques vives avec irradiations dorsales, transfixiantes, d'intensité croissante, suivies d'un apaisement vers 4-5 heures du soir. Seul persiste alors jusqu'à 6-7 heures du soir un point douloureux au niveau de la 8e vertèbre dorsale.

Vers *deux heures du matin* nouvelles douleurs de même ordre, mais sans éructation et de durée plus courte.

Le 15 novembre 1919. Sous l'influence du seul Néoarsénobenzol, sans régime ni médication antigastralgique, *les troubles gastro intestinaux ont disparu* après avoir subi une éxacerbation pendant la première moitié de ce dernier traitement où les douleurs atteignent une acuité extrême.

Le 12 janvier 1920. Depuis quelques jours, les douleurs se sont réinstallées ; la malade a eu une véritable *crise entéralgique* avec coliques intenses, faux-besoins, ténesme, épreintes, selles liquides glaireuses, striées de sang. *Les douleurs gastriques* à horaire fixe et à irradiations dorsales sont revenues. *4e série de néoarsenobenzol* aux mêmes doses.

10 mars 1920. La cure arsénicale n'a pas donné d'aussi bons résultats que précédemment, la malade est néanmoins très soulagée ; la diarrhée a cessé, mais des douleurs gastriques atténuées reviennent chaque jour.

1er avril 1920. Les douleurs à types d'ulcus ont disparu tout-à-fait, mais les *digestions restent laborieuses* avec ballonnement, aigreurs et somnolence invincible après les repas. *5e cure d'arsénobenzol.*

Le 20 mai 1920. Toute douleur a disparu. La malade ne suit aucun régime, et mène une vie normale.

Fin juillet 1920. La malade ne ressent aucun trouble gastro-intestinal ; c'est à peine si elle accuse quelques douleurs erratiques dans les membres inférieurs. Très bon état général. Alimentation normale.

De cette première observation se dégagent les faits suivants :

1° Apparition depuis un an et demi de douleurs gastriques, rappelant par leurs caractères (crampes, brûlures, irradiations dorsales) leurs relations avec les repas, leur recrudescence tardive, les douleurs de l'ulcus soit gastrique soit duodénal (douleurs nocturnes vers deux ou trois heures du matin).

2° Non amélioration de ces symptômes ni par le régime ni par la thérapeutique alcaline.

3° Alternance ou association de ces phénomènes gastriques avec des troubles gastro-intestinaux à type dysentérique.

4° Coïncidence de symptômes douloureux fugaces de siège variable dans les flancs, les cuisses, les membres.

5° Constatation de troubles de la réflectivité (abolition des réflexes achilléens et du réflexe rotulien droit ; paresse des réactions pupillaires à la lumière) et de la sensibilité (anesthésie insulaire dans le domaine des deuxième et troisième racines dorsales en avant).

6° Action manifeste du néoarsenobenzol sur les troubles gastriques et intestinaux et sur les phénomènes douloureux, qui ont cédé depuis le 10 mai, la malade ayant été revue fin juillet 1920.

OBSERVATION II (Docteur Bouchut).

Monsieur X...., 40 ans.

Antécédents héréditaires nuls.

Bonne santé habituelle. En 1911, contracte la syphilis qui fut traitée d'une façon régulière jusqu'en 1914 par des injections mercurielles. Pendant la guerre, le traitement, en raison des circonstances, fut notoirement insuffisant.

En janvier 1919. Il présente un ictère bénin du type catarrhal.

En juin 1919. Apparition de troubles gastriques vagues ; sensation de pesanteur, de gène après le repas, douleurs épigastriques confuses. Assez rapidement ces sensations pénibles deviennent quotidiennes, et apparaissent suivant un horaire assez fixe ; de 10 heures à midi et dans la nuit vers 2 ou 3 heures du matin ; certains jours, elles font défaut sans cause apparente quelquefois elles sont améliorées par les alcalins et assez régulièrement soulagées par l'application de compresses chaudes sur l'abdomen.

Sur le conseil de plusieurs médecins, le malade fait *en août 1919*, une saison à Vichy, les douleurs épigastriques ayant été mises sur le compte de la lithiase vésiculaire, hypothèse que semblait asseoir la notion d'un ictère au début de 1919. *Dès les premiers jours* de sa cure, le malade voit ses douleurs disparaître comme par enchantement, ce qui paraît s'expliquer par l'action d'injections d'huile grise pratiquées avant son départ pour Vichy, plus vraisemblablement que par l'action vraiment trop rapide des eaux de Vichy.

En novembre 1919. Réapparition des troubles gastriques avec les mêmes caractères de régularité diurne et nocturne, la même constance, sauf quelques intermittences certains jours, la même inefficacité du régime et la même efficacité relative des compresses chaudes. *Ce sont des douleurs peu vives, plus agaçantes que vraiment pénibles*, une gêne plutôt qu'une douleur ; elles ne présentent pas actuellement d'irradiations, elles ne s'accompagnent ni de pyrosis, ni d'éructations, ni de vomissement. Pas de melœna. Ni constipation, ni diarrhée.

En décembre 1919. Nous examinons le malade pour la première fois :

L'examen du tube digestif est entièrement négatif, l'exploration de l'abdomen ne révèle rien d'anormal, pas de point douloureux ni épigastrique, ni vésiculaire, pas de peristaltisme, ni de clapotage à jeun.

L'examen du système nerveux est lui aussi complètement négatif, les réflexes oculaires, tendineux et cutanés sont normaux ; on ne décèle aucun trouble de la sensibilité objective superficielle et profonde

L'interrogatoire met seulement en évidence, des douleurs vagues, superficielles sous forme de fourmillements, de picotements, de siège variable et de durée éphémère.

Rien n'est relevé aux autres appareils.

Première cure de néoarsénobenzol (0,30 à 0,90 inclusivement). Dès la première injection, les troubles gastriques s'évanouissent complètement.

Le 20 février 1920. Depuis quelques jours, le malade *présente des troubles gastriques plus frustes* encore que précédemment, mais de même caractère.

De nouveau apparaissent des *douleurs erratiques dans les membres inférieurs :* le malade a l'impression de douleurs profondes, dans l'épaisseur des muscles.

Deuxième cure de novarsénobenzol (0,30 à 0,90 inclus).

21 mars 1920. Depuis le dernier examen le malade se plaint de douleurs pongitives siégeant à l'épigastre, apparaissant surtout la nuit et provoquant quelquefois de vagues sensations nauséeuses. Les douleurs erratiques dans les membres inférieurs n'ont subi aucune modification; le traitement arsénical est continué.

Le 10 avril 1920. La deuxième série de novarsénobenzol est terminée et le malade n'éprouve plus le moindre phénomène douloureux

Le 20 mai 1920. Quelques douleurs gastriques étant apparues de nouveau, on fait une *troisième série de néoarsénobenzol* et tout s'éteint.

En résumé : il s'agit d'un ancien syphilitique, traité d'une façon insuffisante pendant la guerre, qui présente :

1° Des douleurs gastriques quotidiennes apparaissant à horaire fixe, mais sans grande relation avec les repas, elles sont assez frustes, plus agaçantes que vives, sans irradiations ; elles ne s'accompagnent d'aucun autre signe gastrique.

2° Quelques douleurs vagues, superficielles affectant la forme de picotements, de fourmillements, d'apparition et de siège variables, de durée éphémère. Malgré l'absence de troubles de la reflectivité et de la sensibilité objective, il est permis de rattacher tous ces phénomènes douloureux à la syphilis, d'autant plus que là encore la thérapeutique arsénicale les influence très favorablement.

Fin juillet 1920. Le malade ne souffre en aucune façon et n'est soumis à aucun régime.

OBSERVATION III (Docteur Bouchut)

Ag ... Jean, 55 ans, entre à l'hôpital pour des phénomènes douloureux abdominaux qui le font d'abord diriger en chirurgie.

A 17 ans. Syphilis (avec accidents secondaires assez intenses) insuffisamment soignée.

Marié : sa femme lui a donné cinq enfants bien portants.

A 30 ans. Otite double ayant laissé une surdité complète. Depuis une quinzaine d'années, il souffre de douleurs sourdes ou aigües très intermittentes dans les membres inférieurs et dans le dos.

Voilà huit mois environ, qu'il éprouve *des douleurs abdominales ou épigastriques*. Depuis trois mois, elles sont quotidiennes et assez vives, de siège variable, avec irradiations dorsales, costales et inguinales, parfois elles sont très superficielles, le malade a l'impression qu'elles siègent sous la peau. Elles ont quelquefois un horaire fixe de 16 à 18 heures et dans la nuit de minuit à 2 heures du matin. Elles n'ont jamais été suivies de vomissements.

Considérées pendant un certain temps par plusieurs médecins comme d'origine gastrique, elles ont fait l'objet de divers régimes et traitements, qui jamais n'entraînèrent de sédation appréciable.

L'examen du tube digestif ne révèle rien d'anormal, le ventre est souple, on ne constate pas de clapotage à jeun, pas de péristaltisme, ni de tension intermittente.

La radioscopie montre un estomac sensiblement normal comme forme, situation et dimensions.

Le péristaltisme est normal, pas de retard de l'évacuation ; ni douleur sur l'image, ni lacunes.

L'examen du système nerveux est plus instructif :

Un interrogatoire serré décèle quelques troubles urinaires : besoins impérieux et même faux-besoins et nécessité de pousser à la fin de la miction. (Ces troubles ne pouvant être mis sur le compte d'une hypertrophie prostatique, le toucher rectal étant négatif),

L'examen révèle des *ilots d'anesthésie* au tact, à la piqûre et à la chaleur dans le domaine des troisième et quatrième racines dorsales en avant et en arrière.

Les réflexes pupillaires tendineux et cutanés sont normaux.

Aucun trouble de la coordination des mouvements n'est relevé ni aux membres supérieurs, ni aux membres inférieurs. Rien n'est relevé à l'examen des autres organes ; seule une plaque de leucoplasie existe sur la face interne de la joue gauche, près de la commissure.

3 mars 1920. Une série de novarsénobenzol (0,30 à 0.90 inclusivement) a été pratiquée. Les phénomènes douloureux ont à peu près complètement disparu, seules persistent quelques sensations vagues à l'épigastre et dans l'abdomen.

L'état général est excellent et le malade demande son exéat.

En résumé : 1° Ancien syphilitique insuffisamment soigné, qui, depuis 8 mois, se plaint de douleurs épigastriques quotidiennes, assez vives, apparaissant suivant un horaire fixe (4 à 7 heures après les repas), parfois paraissant bien être d'origine gastrique, parfois au contraire paraissant superficielles, sous-épidermiques.

2° Constatation d'ilôts d'anesthésie aux trois modes dans le domaine des troisième et quatrième racines dorsales en avant et en arrière.

3° Disparition à peu près complète des phénomènes douloureux à la suite d'une série d'injections de novarsénobenzol.

OBSERVATION IV (Personnelle)

Ruf.... Jeanne, 41 ans, entre à l'hôpital de la Croix-Rousse pour des douleurs gastriques.

A 28 ans. Elle fait un séjour à l'Hôtel-Dieu pour névrite alcoolique : elle en sort guérie au bout de trois semaines. Depuis cette époque, elle a cessé toute intoxication.

A 39 ans. Elle est hospitalisée pour néphrite chronique ; peu de temps avant ce séjour, elle a présenté une hématémèse abondante, mais, ni avant ni après cet incident, la malade n'a eu de douleurs gastriques ni de troubles digestifs.

Les phénomènes qui l'amènent à l'hôpital datent de 4 mois, ce sont des troubles gastriques caractérisés par de l'anorexie pour tous les aliments, des vomissements glaireux et bilieux le matin, et surtout des douleurs épigastriques avec irradiations dans l'hypochondre droit et la région dorsale, parfois sous forme de douleurs transfixiantes ; mais le plus souvent ces douleurs irradiées sont mobiles et de siège extrêmement variable avec cependant une prédilection marquée pour l'hemithorax droit. Ces douleurs semblent peu en relation avec les périodes digestives et d'autre part sont nettement intermittentes, apparaissant et disparaissant sans cause apparente après une durée de trois ou quatre jours. Ni l'alimentation, ni le repos ne les influencent ; enfin elles ne sont pas suivies de vomissements.

L'examen du tube digestif est entièrement négatif :

On ne constate ni clapotage à jeun, ni ondulations peristaltiques.

La palpation abdominale reveille bien de la douleur au creux épigastrique, mais au niveau du pylore et de la région vésiculaire on peut appuyer impunément sans provoquer de réaction de défense.

Système nerveux : Inégalité pupilluire et abolition totale du réflexe lumineux à droite; la pupille gauche réagit à peine à la lumière. Le réflexe à l'aecomodation est normal. Il n'existe ni diplopie ni paralysie de la musculature externe.

Le réflexe achilléen gauche est aboli : les autres réflexes tendineux et cutanés sont normaux.

La sensibilité objective ne présente aucun trouble : pas d'ilôts d'anesthésie dans le domaine des Racines dorsales, ni au niveau de la plante du pied. La sensibilité profonde ainsi que celle des troncs nerveux est intacte.

Les épreuves à la Fournier sont toutes négatives et la coordination des mouvements est conservée aux membres supérieurs.

Système cardio-vasculaire : hypertrophie cardiaque se traduisant par le choc de la pointe dans le sixième espace sur la ligne mamelonnaire.

Surélévation notable de la crosse aortique constatée cliniquement et à la radioscopie.

Hypertension artérielle $\frac{170}{90}$ (Recklinghausen).

Absence de modification des bruits du cœur. Les urines contiennent un gros disque d'albumine.

Le Wassermann a été très positif.

L'examen des autres appareils ne nous apprend rien.

En résumé : Il s'agit d'une malade atteinte de **néphro-aortite** (gros cœur, hypertension, gros écart entre la maxima et la minima, ascension considérable de la crosse aortique, albuminurie). L'abolition du réflexe achilléen, le signe d'Argyll-Roberston associé à une inégalité pupillaire, le Wassermann positif, en signent la nature spécifique. Les douleurs gastriques intermittentes à début et à terminaison brusques, sans relation avec l'alimentation, sans vomissements après le repas, doivent être mises sur le compte de Radiculite syphilitique. Sans doute notre malade présenta il y a 2 ans une hematèmèse, mais comme il s'agit d'une brightique avec tare éthylique notoire (névrite alcoolique ancienne) il nous semble que cet accident isolé doit être mis sur le compte de l'hypertension et d'altérations vasculaire et sanguine. Du reste, le repos et le régime lacté dirigés autant contre la néphrite que contre les phénomènes gastralgiques n'ont produit aucune sédation de ces derniers, on a même essayé pendant pluiseurs jours la soupe de bismuth qui n'a modifié en rien les phénomènes douloureux.

On institue un traitement **au Novarsénobenzol.**

Au bout de quatre injections ((0,30 à 0,75 inclusivement) la malade ne ressent plus de douleurs et demande à rentrer chez elle.

Pour la clarté de la description clinique, nous avons schématisé, et à nous lire, on pourrait croire que nos malades atteints de gastro-radiculites se présentent soit avec un syndrome douloureux du type ulcus, soit sous le masque d'une dyspepsie banale, soit sous celui encore plus trompeur d'une gastronévrose.

En réalité, les types ne sont pas aussi tranchés et il suffit de parcourir l'une ou l'autre des observations pour voir que le même malade présente à intervalles variables des troubes gastriques souvent disparates. La **complexité** des symptômes accusés par le malade sont même la carectéristique de la gastro-radiculite. Il est bien rare que chaque malade se présente suivant le même type clinique; l'observation démontre que suivant la phase évolutive, ce malade pourra être considéré, tantôt comme porteur d'un ulcus gastrique ou duodénal, tantôt comme un banal dyspeptique et l'on se fera une idée plus exacte encore de l'affection si l'on veut bien remarquer qu'à la variété des symptômes s'ajoute la **ténacité** des phénomènes douloureux.

OBSERVATION V (Personnelle)

Col.... Joseph, 46 ans, entre à l'hôpital Saint-Pothin le 31 mai 1920, pour des douleurs épigastriques et abdominales.

Antécédents héréditaires sans intérêt.

Personnellement: marié deux fois, de sa seconde femme quatre enfants morts en bas âge, deux, avant un an, d'affection indéterminée. Sa femme a eu une fausse couche.

Nie la syphilis mais avoue des habitudes éthyliques que la guerre a fait cesser.

A 39 ans. Séjour de deux mois à l'hôpital Saint-Pothin, *pour des douleurs épigastriques, variables, fugaces, de caractère imprécis, indépendantes de l'alimentation.*

Durant les deux années qui suivirent, le malade ne ressentit aucune douleur et put s'alimenter et travailler normalement.

A 41 ans. Nouveau séjour de cinq mois à l'hôpital pour *des douleurs abdominales un peu mieux caractérisées :* ce sont des douleurs à siège épigastrique apparaissant une heure ou deux après les repas, s'accompagnant de renvois acides. Ces troubles gastriques sont améliorés par le régime.

Durant la guerre, les douleurs sont très rares, fugaces, sans caractère bien déterminé.

En janvier 1920. Réapparition des phénomènes douloureux : ce sont tantôt des sensations de pesanteur épigastrique, tantôt des douleurs lancinantes s'irradiant dans l'hypochondre droit : elles apparaissent souvent après le repas et présentent fréquemment *une recrudescence vers deux heures du matin :* ce paroxysme est assez tenace et se continue avec une légère atténuation durant la deuxième partie de la nuit. Ces douleurs ne s'accompagnent ni de pyrosis, ni d'éructation, ni habituellement de vomissement. Deux ou trois fois seulement, le malade a rejeté une gorgée de liquide. L'appétit est conservé.

La variabilité des phénomènes douloureux est ici manifeste et le siège variable, les irradiations dans l'hypochondre, parfois dans le flanc et dans l'aine, sont à retenir.

L'examen du tube digestif donne peu de renseignements : l'abdomen est souple, mais au niveau de l'épigastre et de l'hypochondre droit la palpation réveille une sensation douloureuse assez supportable : la douleur est du reste diffuse et si l'on trouve un point douloureux maximum, il ne répond ni au point duodéno-pylorique, ni au point vésiculaire.

A jeun, on ne note pas de clapotoge, et après le repas, on ne voit pas d'ondes péristaltiques.

L'examen sous l'écran radiocospique, après ingestion de bouillie bismuthée, révèle un estomac de situation, de forme et de dimensions normales.

Les contractions sont un peu énergiques, mais on ne décèle pas de point douloureux sur l'image gastrique, ni d'image diverticulaire. L'évacuation pylorique est normale.

L'examen du système nerveux révèle d'abord de l'inégalité pupillaire, la pupille gauche ne réagit pas du tout à la lumière, la pupille droite réagit très paresseusement aux deux modes ; pas de paralysie de la musculature externe.

Les réflexes rotuliens et achilléens sont abolis.

Aucune altération de la sensibilité objective n'est relevée.

Les épreuves à la Fournier sont négatives : la coordination des mouvements est intacte aux membres supérieurs.

L'examen des autres appareils ne nous révèle rien.

Le malade est mis au régime lacté absolu et au repos au lit.

Plusieurs Weber sont négatifs ; un seul est douteux : réaction tardive et faiblement positive ; on soumet le malade à la bouillie bismuthée quotidienne.

11 juin. Depuis quatre jours de régime lacté, de repos et de traitement au bismuth, le malade se sent amélioré, mais les douleurs persistent toujours sous la forme de secousses lancinantes tantôt dans l'hypochondre, tantôt dans la région lombo-abdomino-inguinale droite. Le paroxysme nocturne persiste toujours.

Le 14 juin. Le malade est en somme toujours dans le même état, l'atténuation des phénomènes douloureux, quoique manifeste, est loin d'être une guérison ; on supprime toute thérapeutique calmante, le malade se lève et est mis au régime ordinaire et l'on institue un traitement au novarsénobenzol (0,15 à 0,75 inclusivement). Dès la troisième injection de Néo, le malade ne ressent plus aucune douleur, il s'alimente d'une façon parfaite et mange de tout. Il demande son exéat.

EN RÉSUMÉ : Le malade, dont nous venons d'écrire l'histoire, a présenté, à plusieurs reprises, pendant 7 ans, des douleurs épigastriques et abdominales de type variable : tantôt il s'est agi de douleurs du type ulcus, et les paroxysmes nocturnes rappelaient assez l'allure de l'ulcus duodénal, à tel point que ce diagnostic ne fut éliminé qu'après l'échec du régime et du traitement bismuthé ; tantôt il s'est agi de douleurs fugaces, à type fulgurant. La variabilité de ces phénomènes, leur alternance, l'absence de tout signe objectif et radiologique, la coïncidence d'anisochorie, d'Argyll-Robertson et d'abolition des réflexes rotuliens et achilléens, l'influence remarquable du traitement arsénical, tout cela nous permet d'affirmer qu'il s'agit de douleurs radiculaires figurant assez bien la gastro-radiculite à type ulcus, dont nous avons plus haut esquissé le tableau clinique.

II. — Les entéro-radiculites

Sous ce terme, nous essaierons de grouper un certain nombre de types cliniques, différents les uns des autres par leurs manifestations, mais dont certains caractères donnent cependant un air de famille d'autant plus indiscutable que l'on retrouve dans les antécédent des malades l'infection syphilitique. Les diverses réfléxions que nous a suggérées l'étude des gastro-radiculites ne s'appliquent qu'imparfaitement aux entéro-radiculites : en effet comme nous essaierons de le dégager des observations suivantes : le tableau clinique est moins complexe, et surtout le syndrome observé chez tel malade restera à peu près semblable à lui-même pendant toute l'évolution. Trois types cliniques peuvent être isolés :

(1°) Le syndrome : dysenterie aigüe.
(2°) Le syndrome : dysenterie chronique.
(3°) Le syndrome : entérite banale chronique.

1° Syndrome : dysenterie aigue

Il s'agit d'un malade qui, sans cause apparente, présente pour la première fois des coliques abdominales avec besoins fréquents de se présenter à la garde-robe ; les selles sont d'abord peu abondantes et peu nombreuses. Au bout d'un temps variable, progressivement s'établit le syndrome classique de dysenterie aigüe : douleurs abdominales, besoins impérieux, parfois faux-besoins, ténesme rectal et épreintes anales extrêmement pénibles, selles glaireuses, muco-sanglantes ou simplement liquides, au nombre de 15 à 30 par jour.

Cet état persiste indéfiniment et aucune des thérapeutiques habituellement employées n'arrive à en modifier l'allure. Peu de maladies sont aussi déprimantes et très rapidement le sujet atteint un degré de cachexie tel que tend à s'imposer le diagnostic d'affection intestinale organique. Mais les examens répétés des matières ne décèle ni parasites, ni amibes, ni bacilles et seul l'examen méthodique du système nerveux nous mettra sur la voie du diagnostic.

En voici un exemple des plus typiques :

OBSERVATION VI (Docteur Bouchut).

Madame A.... G...., 30 ans.
Bonne santé habituelle.
A 20 ans, syphilis traitée assez irrégulièrement par le mercure

et l'iodure en potion : 3 ans après les premiers accidents, la malade présente une dysphagie prolongée qui cède au mercure administré en potion.

En novembre 1919. La malade qui n'avait jamais eu ni troubles gastriques, ni troubles intestinaux éprouve quelques douleurs abdominales sous forme de coliques accompagnées de diarrhée. Les besoins sont impérieux et les selles, au nombre de 5 ou 6 par jour, sont seulement liquides. Ces troubles vont en s'accusant et bientôt la malade présente 10 à 12 selles par jour, la plupart nocturnes et les douleurs qui les précèdent sont plus intenses.

En janvier 1920. Depuis leur apparition les symptômes intestinaux n'ont fait que s'accentuer et revêtent maintenant *le syndrome dysentérique* au grand complet. Les besoins sont fréquents et impérieux, ils sont toujours suivis de l'émission de liquide plus ou moins glaireux quelquefois sanguinolent : ils sont précédés de coliques abdominales et s'accompagnent de ténesme rectal et d'épreintes très douloureuses. Le nombre des selles varie de 20 à 30 par jour et ni le régime, ni la thérapeutique habituellement employée (opium et astringents) ne les ont modifiés en quoi que ce soit. Leur acuité n'a d'égale que leur persistance. L'état général de la malade n'a pas été profondément modifié et la température est restée à la normale.

Aucun trouble gastrique n'est venu se greffer sur cet état intestinal.

L'examen ne révèle rien de bien anormal du moins dans la sphère *digestive*, le ventre est souple, absolument indolore, les colons ne sont pas perçus. Les touchers rectal et vaginal sont négatifs. L'examen microscopique des selles n'a révélé ni parasites, ni amibes, ni kystes, ni bacilles.

Au point de vue nerveux. On ne note qu'une légère inégalité pupillaire sans signe d'Argyll, et une zône d'anesthesie à la piqûre, large comme une pièce de 5 francs, au niveau de chaque sein (la sensibilité au tact y est normale).

Au point de vue subjectif : Douleurs en éclair au niveau du thorax, des membres inférieurs, et douleurs fixes dans la région lombaire gauche. Une ponction lombaire révèle de la lymphocytose du liquide céphalo-rachidien. Rien n'est à signaler à l'examen des autres appareils. Les réflexes sont normaux. Rien ne pouvant expliquer ce syndrome dysentérique en dehors d'une lésion nerveuse vers laquelle nous orientent les deux zônes d'anesthésie mammaire, l'absence de toute amélioration par le régime et le traitement symptômatique usuel, fait encore pencher le diagnostic en faveur de cette hypothèse, que l'efficacité de la thérapeutique arsénicale assoiera d'une façon certaine.

Le 5 janvier. On pratique une *Ire injection de 0,30 de néoarsenobenzol.* Dès la 3e piqûre les accidents intestinaux disparaissent complètement ; la série de néo est continuée jusqu'a 0,90 inclusivement.

Le 20 mai 1920. La malade n'a, depuis son traitement à l'arsénobenzol, ressenti aucun phénomène douloureux : les selles sont normales. L'état général est florissant.

Dans l'observation précédente, n'étaient la notion de syphilis insuffisamment traitée, et la constatation de signes nerveux des plus discrets, le tableau clinique, si richement tracé, aurait fatalement conduit le clinicien à une erreur de diagnostic ; du reste n'en fut-il pas ainsi dans l'observation suivante ?

2°. — Syndrome : dysenterie chronique

Il s'agit généralement de malades qui, pendant plusieurs semaines, ont présenté un syndrome de dysenterie aigüe et peu à peu les symptômes ne s'amendant pas, la maladie passe à la chronicité. Le début peut être moins impressionnant, c'est insensiblement que de la diarrhée peu douloureuse s'installe, puis présente après quelques semaines l'allure d'une dysenterie chronique ; la maladie constituée se traduit par de la diarrhée plus ou moins abondante, souvent les selles sont demi-fécaloïdes, parfois muco-séreuses, elles sont peu nombreuses et les douleurs abdominales sont très supportables, le ténesme, les faux-besoins modérés, si bien que le malade traine un certain temps sans soin ; s'il s'inquiète de son état c'est surtout parce que des paroxysmes violents viennent souligner d'un trait brutal la banalité de cette affection chronique.

Brusquement, tous les 8 ou 15 jours, le malade présente une crise abdominale très douloureuse, le patient, en proie à des douleurs intenses, émet, avec une peine inouie, une quantité énorme de matières mêlées de glaires et d'un peu de sang. Il semble que, pendant toute la période qui précède sa crise, le malade, par ses sécrétions intestinales, lave les matières qui encombrent son gros intestin, et par intermittences, la mesure étant comble, une crise de subocclusion se dénoue par l'évacuation pénible de tout ce barrage intestinal.

Ce tableau rappelle bien, par la débâcle de matières dures mêlées de glaires et de liquide sanieux et hémorragique, la crise d'entérocolite muco-membraneuse.

Il se peut que l'état intestinal antérieur conditionne la forme de l'entéro-radiculite, mais, dans tous les cas que nous avons observés, rien dans les antécédents ne faisait prévoir l'apparition de tels troubles, et, à notre avis, il faut être particulièrement circonspect en présence d'un malade qui accuse des troubles analogues à ceux que nous avons décrits et que rien dans le passé ne pouvait faire prévoir ni rappeler.

La longue durée de ce syndrome dysentérique entraine une débilitation considérable de l'organisme : on ne résiste pas impunément pendant des mois à l'intoxication stercorale et rien d'étonnant que certains sujets soient profondément cachectisés et rappellent par leur teint terreux, leur face hâve et creusée, l'aspect de ces vieux coloniaux dont la dysenterie chronique n'est pas la moindre misère. L'amaigrissement s'accentue de jour en jour, mais il est rare qu'il soit assez intense pour faire croire à une affection néoplasique, bien que les crises de subocclusion suivies de débâcles puissent un peu y faire songer.

Ces quelques réflexions cliniques auront plus de poids quand on aura lu l'observation suivante de ce malade qui, à deux reprises, vint dans les hôpitaux faire traiter cette dysenterie chronique que ni régime, ni antiseptiques, ni lavements modificateurs ne purent tarir.

OBSERVATION VII (Docteur Bouchut).

Monsieur C.... V...., 49 ans.

Bonne santé habituelle.

A 28 ans, contracte la syphilis, traitée vaguement pendant quelques mois par des pilules de Dupuytren.

A 40 ans : Apparaissent *des douleurs dites rhumatismales* sans gonflement articulaire, sans température, siégeant plutôt dans les masses musculaires des membres inférieurs surtout, *très variables comme durée et comme apparition,* en général peu intenses mais ayant été l'occasion de plusieurs séjours à Aix-les-Bains, sans qu'une amélioration notable n'ait été apportée par ces différentes cures. Non modifiées par le salicylate de soude, ces douleurs sont calmées par l'antipyrine.

A 49 ans : Apparition *d'une dysenterie chronique* ayant motivé deux séjours à l'hôpital : c'est en janvier 1913 qu'ont débuté les premiers troubles intestinaux, consistant en quelques coliques suivies de 3 ou 4 selles liquides par jour. Peu à peu, ces coliques sont devenues plus vives, et, à chacune d'elles, le malade se présente à la garde-robe, et émet à grand peine un peu de liquide tantôt jaune verdâtre, tantôt de teinte fécaloïde, tantôt simplement muco-séreux et parfois même les jours où les douleurs sont plus intenses et plus fréquentes, ce liquide est sanguinolent. Le nombre des selles oscille de 10 à 30 par jour. Chacune d'elle s'accompagne de ténesme, d'épreintes, et souvent même de faux-besoins viennent accentuer ces sensations pénibles ou douloureuses.

Tous les 8 ou 10 jours, le malade, en proie à des douleurs abdominales d'allure dramatique, émet avec beaucoup de peine une grande quantité de matières durcies, c'est une véritable débâcle de scyballes enrobées de fausses membranes et de mucus floconneux, nageant dans un liquide brunâtre d'odeur infecte.

L'appétit est modéré, l'amaigrissement considérable (10 kilos), l'aspect cachectique.

L'examen du tube digestif est peu instructif : on note que l'abdomen est souple, indolore et cela même d'une façon anormale : c'est ainsi que la palpation profonde peut être poussée avec une grande force sans que le malade, les yeux fermés, ne ressente autre chose qu'une sensation d'effleurement cutané.

Le toucher rectal est négatif.

L'examen des selles pratiqué à 3 reprises après purgation ne révèle ni amibes, ni autres parasites.

Le système nerveux offre un certain nombre de symptômes dignes d'intérêt. *Le reflexe achilléen droit seul est aboli ;* les réflexes cutanés sont normaux. La motilité est normale. *La sensibilité* au tact et à la piqûre est abolie dans une zône occupant la face externe de la jambe droite. *Les testicules sont insensibles* à la pression forte.

Les pupilles, en myosis, réagissent à l'accomodation, *mais pas du tout à la lumière.*

Une ponction lombaire révèle de la lymphocytose du liquide céphalo-rachidien. L'examen des autres appareils est négatif.

En somme, il s'agit d'un malade présentant *un syndrome de dysentérie chronique* avee débâcles ressemblant à celles de l'entéro-colite muco-membraneuse, dont le début remonte à 10 mois et dont, ni le régime le plus sévère, ni le traitement par l'opium et les lavements au nitrate d'argent pratiqués durant son double séjour dans les hôpitaux, n'ont pu avoir raison. Ce malade présente d'autre part depuis 9 ans des douleurs rhumatoïdes intermittentes, un signe d'Argyll-Robertson indubitable, des modifications appréciables de la sensibilité. Le diagnostic s'oriente vers *l'Entéro-radiculite et en Août 1913* nous instituons d'abord un traitement mercuriel : une série de biiodure amène une amélioration notable du syndrome dysentérique, toutefois persistent : quelques faux-besoins, quelques coliques et de la diarrhée légère.

12 octobre 1913. L'état intestinal reste stationnaire et *des troubles gastriques :* digestions lentes, accompagnées d'aigreurs, de renvois et d'épigastralgie, apparaissent pour la première fois.

Nous commençons une *série d'injections d'arsénobenzol* (0,30 à 0,90 inclus). Dès la 3e injection (0,60) *tous les troubles intestinaux et gastriques se sont effacés.* Le malade à, chaque jour, deux selles moulées, et il engraisse rapidement.

20 février 1914. Depuis 15 jours le malade présente à nouveau quelques troubles intestinaux à allure dysentériforme, mais d'intensité très modérée.

Une deuxième série de néoarsénobenzol (0,30 à 0,90) *en a complètement raison.*

15 juin 1914. Jusqu'au 1er juin le malade s'est porté d'une façon remarquable ; depuis lors, les symptômes *dysentériformes sont réapparus ; mais ils sont discrets ;* quelques troubles gastriques, renvois, épigastralgie renaissent à nouveau.

Troisième série de néoarsénobenzol (0,30 à 0,90 inclusivement).

20 juillet 1914. L'amélioration est certaine, mais tous les troubles intestinaux n'ont pas disparu, malgré cette nouvelle série de Néoarsénobenzol. Depuis cette date, la guerre a passé et nous avons perdu le malade de vue.

De cette observation se dégagent nettement :

(1°) La notion d'un syndrome intestinal à allure de dysenterie chronique, auquel viennent s'adjoindre par intermittences quelques douleurs épigastralgiques accompagnées de renvois et de ballonnement.

(2°) L'influence manifeste du traitement arsénical dont la supériorité s'affirme sur le traitement mercuriel, d'action discutable.

(3°) Si la guérison totale ne s'est pas produite il faut en accuser non pas l'insuffisance du traitement, mais plutôt la longue durée d'évolution de la maladie avant l'institution du traitement causal.

3° Syndrome : entérite banale chronique

A côté des syndromes de dysenterie aigüe et de dysenterie chronique, s'observe parfois celui d'entéro-colite chronique banale. C'est insidieusement qu'une diarrhée généralement indolore s'installe sans cause apparente ;

le malade n'ayant présenté ni épisode aigu, ni fait d'écart de régime. Cette diarrhée, modérée d'abord, devient plus abondante, mais continue à présenter des variations quotidiennes que rien n'explique. Aucun phénomène douloureux n'en venant souligner l'évolution, et le malade n'offrant ni trouble digestif, ni modification de l'état général, cette diarrhée ne constitue aux yeux du patient qu'une infirmité contre laquelle aucune thérapeutique sérieuse n'est dirigée.

Ce n'est guère que la persistance de cette diarrhée qui finit par pousser le malade à demander un avis médical.

Le médecin serait tenté de ne voir dans ce symptôme que la manifestation d'une entérite chronique d'origine indéterminée, à moins qu'un examen complet permette, comme dans le cas dont on lira l'observation, d'éviter l'erreur.

OBSERVATION VIII (Docteur Bouchut).

B.... Marie-Joséphine, 65 ans, entre à l'hôpital de la Croix-Rousse pour de la diarrhée qui dure depuis trois mois, et qui l'a fait envoyer dans notre service avec le diagnostic de cancer du rectum.

Rien n'est à signaler dans les antécédents héréditaires. Elle a eu six enfants dont un seul est vivant; les autres sont morts en bas-âge d'affections variées.

L'affection actuelle remonte a trois mois : insidieusement, s'est installée de la diarrhée d'apparence banale mais dont le caractère le plus saillant est la tenacité. Parfois cette diarrhée est plus abondante, et au dire de la malade serait parfois mêlée de sang.

Le nombre des selles est de 3-4 par jour, après quelques jours d'observation, elles sont constituées par du liquide d'aspect jaunâtre ; certains jours elles sont pâteuses.

Elles sont accompagnées parfois d'éprcintes et de faux-besoins, parfois de coliques abdominales, parfois elles sont absolument indolores.

A ce tableau de diarrhée chronique, s'ajoutent quelquefois des troubles digestifs vagues que la malade ne sait pas définir et sur lesquels on ne peut guère tabler pour le diagnostic.

L'examen du tube digestif est négatif : l'abdomen est souple et indolore, on ne constate pas de tumeur ni au palper abdominal, ni au toucher rectal.

Les matières examinées à plusieurs reprises n'ont pas révélé la présence de sang ni de parasites.

L'examen des autres appareils, est plus instructif : on constate d'abord des signes certains d'une double lésion aortique avec surélévation de la crosse au-dessus de la fourchette sternale.

De plus au point de vue nerveux :

1° Des troubles sensitifs, subjectifs, dans les membres inférieurs sous forme de *douleurs erratiques* que la malade qualifie de rhumatisme.

2° Des troubles de la sensibilité objective : *anesthésie au tact à la piqûre* au niveau des seins, du creux axillaire et de la face interne du bras droit ; enfin un ilôt d'anesthésie du même type, large comme la paume de la main dans l'hypochondre gauche.

3° Des troubles de la réflectivilité, *abolition du réflexe lumineux, du réflexe rotulien droit et des deux achilléens.* Pas d'incoordination des mouvements.

La constatation de ces troubles nerveux associés aux lésions aortiques signalées plus haut, la notion de pluri-mortalité infantile, tout cela incline à penser que les troubles gastro-intestinaux sont de même ordre et qu'il s'agit d'une ancienne syphilitique atteinte actuellement d'entéro-radiculite.

On institue donc un traitement au *novarséno-benzol* (0,30 à 0,90 inclusivement), *Dès la deuxième injection la diarrhée s'atténue* et les douleurs abdominales cessent.

Après la cinquième injection (0,90), la malade va tout à fait bien et ne se plaint plus ni de diarrhée, ni de douleurs abdominales. L'état général qui, à l'entrée, était assez médiocre, s'est transformé.

Avant de terminer cette étude clinique, nous tenons à rapporter succinctement une observation orale du Professeur Mouriquand. Si elle n'apporte pas de faits nouveaux, elle montre d'une part, avec évidence, que les troubles gastro-intestinaux peuvent constituer pendant une très longue période les seules manifestations nerveuses de la syphilis, et d'autre part que le traitement mercuriel et arsénical exerce sur elles une action remarquable.

OBSERVATION IX

M. X.... a contracté la syphilis il y a vingt ans.

Depuis une dizaine d'année, ce malade éprouve des troubles gastro-intestinaux ainsi caractérisés : ce sont des pesanteurs gastriques s'associant ou alternant avec de longues périodes de diarrhée.

Il n'existe aucun signe de tabes : pas d'Argyll-Robertson, les réflexes rotuliens et achilléens sont même un peu exagérés, La coordination des mouvements est tout-à-fait normale. Le seul trouble sensitif observé est constitué par des sensations pénibles que le malade ressent dans les membres inférieurs et qu'il compare élégamment à une pluie d'étincelles.

Les accidents gastro-intestinaux ne sont pas traités systématiquement par le mercure ou l'arsenic. Mais chaque fois que le malade reçoit l'une ou l'autre de ces médications, il affirme spontanément que ces manifestations viscérales s'évanouissent complètement.

CHAPITRE III

DIAGNOSTIC

De la précocité du diagnostic dépend l'avenir du malade, car, nous possédons dans notre arsenal thérapeutique un médicament dont l'action, en général remarquable, n'a d'efficacité durable, que s'il est administré dès l'apparition des premiers troubles. Plus tard, le novarsénobenzol agit encore mais d'une façon moins complète et plus éphémère.

Est-il possible de reconnaître le **syndrome clinique de gastro et d'entéro-radiculite** ? Ne peut-on pas le confondre avec d'autres **affections organiques** de l'estomac, de l'intestin et même avec d'autres affections abdominales ? Quelle est la **valeur des symptômes associés** au point de vue du diagnostic différentiel et causal du syndrome ?

Tels sont les éléments du problème que nous aurons à résoudre au lit du malade.

Au cours de notre description clinique nous avons déjà souligné les divers symptômes qui font la carastéristique de la maladie.

Sans doute, les douleurs épigastriques ou abdominales

malgré leur constance ne présentent pas une allure toujours identique, nous avons dit que nos malades se plaignaient tantôt de douleurs paraissant nettement influencées par les repas, tantôt au contraire assez indépendantes de l'horaire prandial, tantôt elles sont profondes et à siège fixe, tantôt, au contraire, superficielles et à siège mobile, à irradiations variables et lointaines. Tantôt les douleurs abdominales sont vives et s'accompagnent d'épreintes, de ténesme, de faux-besoins ou de selles plus ou moins nombreuses ; tantôt elles sont à peine sensibles, ce sont des sensations désagréables, des douleurs-mouches, s'il nous est permis d'adopter un terme classique en obstétrique.

Rien, en somme, n'est vraiment caractéristique dans cette analyse de l'élément douleur, chaque malade faisant sa crise suivant son psychisme et l'on sait combien celui-ci est profondément touché chez les gastropathes, qu'ils soient organiques ou non. N'essayons donc pas de tirer du fatras de troubles subjectifs la clef du diagnostic ; qui s'y aventure s'y perd à peu près sûrement, à moins que de la **complexité** des troubles accusés par les malades on ne voit un élément important du syndrome.

Nous croyons, en effet, que cette multiplicité des phénomènes douloureux est d'importance majeure, surtout si l'on veut bien remarquer qu'à cette variabilité d'allure s'allie souvent l'**alternance** des phénomènes douloureux gastriques et des douleurs abdominales. Nous avons signalé à plusieurs reprises la mutabilité des symptômes ; pendant une période plus ou moins longue le patient se présente comme un gastrique, puis plus tard comme un intestinal, parfois comme un gastro et entéro-pathe.

Plus encore que la complexité des symptômes douloureux, leur **ténacité,** malgré la richesse des agents thérapeutiques vainement employés, malgré le régime sévère, est un facteur dont le clinicien ne devra pas négliger la valeur ; si toutefois quelques malades se trouvent améliorés par l'ingestion de bismuth ou l'application de compresses chaudes, cette rémission n'est que passagère et n'a rien de comparable avec celle que nous obtiendrons avec la médication spécifique.

Polymorphisme symptômatique, alternance ou association des phénomènes gastriques et intestinaux, continuité désespérante des troubles ressentis, tels sont les caractères principaux du syndrome radiculaire.

Tout cela ne constitue encore qu'un maigre bagage et ne conduira le clinicien qu'à une présomption en faveur du diagnostic du syndrome de gastro et entéro-radiculite.

Si les constations négatives n'ont en soi qu'une valeur relative, il n'est pas niable qu'elles aient une importance de premier ordre quand l'estomac et l'intestin sont en cause. C'est ainsi que le Weber pratiqué en série permettra d'éliminer le diagnostic d'ulcus, que l'absence de stase alimentaire et d'hypersécrétion à jeun permettra la même élimination, que l'examen radioscopique, après ingestion de bouillie bismuthée ne dévoilant ni déformation de l'image gastrique, ni point douloureux localisé sur l'image, ni retard de l'évacuation excluera l'hypothèse d'une affection organique de l'estomac. Nous n'avons pas parlé du chimisme gastrique, car les renseignements que nous en obtiendrons ne font pencher le diagnostic ni dans un sens ni dans l'autre ; il est avéré que les tabètiques en état de crise gastrique ont tantôt de l'hyperacidité, tantôt une acidité normale et il en est de même pour nos syphilitiques.

Si le tableau clinique est celui d'une dysenterie aigüe ou chronique il ne faudra pas négliger la recherche systématique et répétée des parasites.

Ces constatations toutes négatives jointes aux phénomènes subjectifs permettent de serrer d'assez près le problème et d'entrevoir la solution. Certains cas sont assurément d'une difficulté incontestable : c'est ainsi que l'un de nos malades ayant eu un léger ictère, il était légitime de rattacher les douleurs à une **lithiase vésiculaire** avec manifestations continues. Ce cas, mis à part, on est enclin à penser que tous les troubles gastriques et intestinaux n'ayant aucune base anatomique peuvent être catalogués **gastro et entéro-névrose.** Ceci n'est qu'une étiquette, mais n'existent-il pas, chez la femme surtout, des troubles gastriques et intestinaux purement réflexes et qui s'améliorent si la cause lointaine en est supprimée ou seulement si la vie prenant des couleurs plus riantes, dissipe les préoccupations hypochondriaques dont dépendent tous ces troubles ?

Un tel diagnostic n'est permis que si l'examen somatique est entièrement négatif, mais en est-il ainsi dans les cas qui font l'objet de cette étude ? Nullement, et c'est là le point capital qui nous permet d'affirmer que le syndrome gastro et entéro-radiculite n'est pas une vue de l'esprit.

Chez tous nos malades un examen approfondi nous a montré que le **système nerveux n'était pas vierge de toute tare.** Chez l'un, du premier coup d'œil on décelait une inégalité pupillaire manifeste à laquelle s'ajoutait une abolition des réflexes lumineux, chez un autre un des réflexes rotuliens ou achilléens était aboli, mais chez un troisième les troubles nerveux n'étaient pas aussi apparents ; il fallut une étude attentive de la sensibilité objective pour découvrir une anesthésie insulaire large comme une pièce de 5 francs sur le sein. A ces troubles objectifs, peuvent s'ajouter quelques douleurs fulgurantes ou des troubles urinaires discrets qu'on serait tenté de mettre sur le compte d'une hypertrophie prostatique si le toucher rectal n'était négatif. En somme chez tous nos malades nous avons pu mettre en évidence des **altérations certaines de la réflectivité ou de la sensibilité** ; mais parfois ces troubles sont tellement frustes qu'un observateur non averti ne les découvrira pas.

Qu'une exploration méthodique du système nerveux soit donc la règle chez tous les malades et surtout chez ceux où l'organicité des symptômes observés reste douteuse ; que de diagnostics cesseront alors d'être incertains pour le plus grand bien des malades et le grand renom de leur médecin.

Manifestations douloureuses à type continu ou fulgurant, modifications des réflexes tendineux et de la sensibilité, tout cela, comme nous le verrons au prochain chapitre, doit être mis sur le compte de l'inflammation des racines postérieures, dont la preuve certaine nous est fournie par la lymphocytose du liquide céphalo-rachidien : quand on parle de radiculite on sous-entend qu'un processus méningé en est la cause primordiale, la lésion des racines n'étant que secondaire.

Reste à savoir **quelle est la cause de cette radiculite ?**

Des huit malades que nous avons observés, quatre

avouaient la syphilis. Si, chez les autres, l'accident primitif avait passé inaperçu, les manifestations viscérales tardives étaient une signature de l'infection causale ; c'est ainsi qu'une de nos malades avait des signes non douteux d'aortite, qu'une autre avait présenté à un moment donné une diplopie, traitée et guérie par le mercure. Chez tous, nous avons décelé des troubles nerveux, tels qu'abolition des réflexes rotuliens, ou achilléens, signe d'Argyll-Robertson, îlots d'anesthésie dans le domaine des premières racines dorsales. La syphilis ne pouvait donc être mise en doute.

Mais le domaine des radiculites est extrêmement vaste : les méningites aigües cérébro-spinales, les métastases néoplasiques, la pachyméningite tuberculeuse peuvent irriter d'abord et détruire ensuite les racines postérieures et leurs traductions cliniques habituelles en sont les douleurs fulgurantes, les névralgies tenaces et le zona. Loeper a même décrit des manifestations gastriques (crampes, nausées, voire véritables crises gastriques et intestinales) succédant à une névralgie intercostale, avec ou sans zona ; plusieurs observations semblables ont été publiées par Hautefeuille et Dupret. Quelques-uns de ces malades étaient des syphilitiques, quelques autres présentaient des signes de néoplasie vertébrale ou d'actinomycose costo-vertébrale. **Le syndrome que nous décrivons n'est donc pas du domaine exclusif de la syphilis,** et nous croyons qu'une orientation nouvelle des recherches pourrait permettre de déceler beaucoup de cas analogues chez d'autres malades non syphilitiques.

Malgré tout, **la syphilis** nous semble être la cause dominante de toutes ces manifestations radiculaires, et il est sage, en dehors de toute autre étiologie évidente, de considérer ces malades comme syphilitiques et de les traiter comme tels.

Ce serait cependant faire preuve de généralisation trop hâtive que de considérer **tous les troubles gastriques ou intestinaux à type plus ou moins continu comme nécessairement fonctions de la radiculite syphilitique.** Ce n'est pas parce qu'un sujet est syphilitique qu'il doit être indemne de toute lésion organique de l'estomac ou de l'intestin. Nombreuses sont les observations d'ulcère ou de cancer évoluant chez les syphilitiques et la thèse de Rivay, inspirée par Tolot et Froment, en réunit un certain nombre de cas. Ce serait faire preuve de légèreté d'esprit que d'éliminer d'emblée la possibilité d'ulcus, de néoplasme ou de syndrome de Reichmann parce que ces malades sont des syphilitiques. Nous n'ignorons pas qu'une gastrite médicamenteuse (par l'iodure de mercure longtemps prolongé par exemple) peut conduire à l'ulcus; de même que cette gastrite peut aussi susciter des crises gastriques authentiques comme J. Ch. Roux l'a montré dans sa thèse. Les cas cliniques sont généralement complexes et ce n'est qu'après une observation longtemps prolongée et étayée par les examens de laboratoire, chimisme, Weber et radioscopie que la discrimination des faits pourra s'établir. Il n'est du reste pas impossible que **la gastro-radiculite soit le premier terme d'un trouble trophique dont l'ulcus serait l'aboutissant.** M. Bouchut n'a-t-il pas observé deux exemples de gastro-radiculite à type continu associé à un ulcus de la petite courbure ? Comme nous le montrerons au chapitre suivant, le sympathique tenant sous sa dépendance non seulement la sensibilité des viscères, mais encore leur vaso-motricité et leur trophicité, il est logique de penser qu'une altération minime de ce système puisse produire les troubles sensitifs seuls, tandis qu'une lésion profonde entraînera des altérations de la muqueuse gastrique allant de la banale gastrique hyperchlorhydrique à l'ulcus rodens.

CHAPITRE IV

PATHOGÉNIE

Pour justifier le terme de gastro et entéro-radiculites sous lequel nous désignons les troubles observés chez quelques malades syphilitiques il est nécessaire d'exposer brièvement :

1° La distribution et le rôle du pneumogastrique et du sympathique dans l'innervation des viscères et plus spécialement de l'estomac et de l'intestin.

2° La conception pathogénique du tabès, résultant des recherches anatomopathologiques de Vulpian, Déjérine, J.-Ch. Roux, P. Camus, sur le sympathique et les racines postérieures. Ce rapide exposé nous permettra de concevoir le rôle des altérations des racines postérieures dans le mécanisme pathogénique des gastro et entéro-radiculites.

Le **pneumogastrique** et le **sympathique** se partagent l'innervation de l'estomac et de l'intestin ; mais tandis que le pneumogastrique semblait occuper une place prépondérante, sinon exclusive, non seulement dans la motricité mais aussi dans la sensibilité de ces orgaens, le sympathique n'ayant qu'un rôle trophique et vaso-moteur, les recherches récentes de Muller et Newmann ont dépossédé le vague de son rôle sensitif au profit du sympathique.

La chaîne ganglionnaire sympathique est reliée à l'axe médullaire par un système d'anastomoses : les **rami communicantes** qui contiennent à la fois des fibres à direction **centripète** et des fibres **centrifuges.** Celles-ci, d'origine médullaire, pour se rendre aux rameaux communicants, adoptent la voie des racines antérieures : ce sont des fibres motrices dont le sympathique n'est pas dépourvu, quoique leur rôle soit bien inférieur à celui des fibres centripètes. Ces dernières, pour atteindre la moëlle, utilisent les racines postérieures où le ganglion spinal leur offre (du moins au plus grand nombre) un relai : ce sont des fibres à myéline, les unes grosses, naissant du ganglion spinal (Koelliker), les autres très fines, et d'origine médullaire ; celles-ci seules sont vraiment des fibres d'association de l'axe cérébro-spinal et du sympathique. De ces fibres centripètes les unes sont sensitives, les autres vaso-motrices ou trophiques. Notons encore que les **racines postérieures** donnent naissance à la fois au **rami communicantes** et aux **nerfs intercostaux.** Ces données anatomiques ont une importance primordiale pour bien comprendre la pathogénie du tabès et partant, des radiculites.

Avec Charcot et Pierret on admit pendant longtemps que la sclérose des cordons postérieurs était la lésion essentielle et primordiale du tabès ; on ne peut nier l'existence de la sclérose des cordons postérieurs dans les cas très anciens, mais dans les formes débutantes cette lésion n'existe pas, et ce que l'on constate, à la suite de Vulpian, c'est l'altération des racines postérieures, consistant en sclérose de ces éléments.

Duchenne de Boulogne, Déjerine, J.-Ch. Roux, P. Camus mirent en vedette les lésions du sympathique. Ces travaux réunis dans la thèse de J.-Ch. Roux peuvent être résumés comme suit : chez les tabètiques le tronc du sympathique thoracique, d'une part, présente une diminution considérable des fines fibres à myéline; (cette modification de structure était constante chez les sept tabètiques vérifiés par cet auteur). L'examen des racines postérieures, d'autre part, permet de déceler la même diminution des fines fibres à myéline.

L'expérimentation enfin permet de penser que les altérations du sympathique, ainsi que la sclérose des cordons postérieurs sont secondaires a un processus méningé attaquant les racines postérieuses dans ce lieu d'élection que constitue le cul-de-sac sous-arachnoïdien, au point de réflexion des méninges molles autour des racines rachidiennes. Cette méningo-radiculite aboutissant au bout d'un nombre d'années indéterminé aux lésions caractéristiques du tabès, peut d'abord **n'être pas généralisé** à toutes les racines postérieures, et de plus **s'arrêter net** dans son évolution, soit sous l'influence du traitement, soit pour toute autre raison.

Ces lésions radiculaires si fréquentes dans le tabès ne sont cependant pas du domaine exclusif de la syphilis, les douleurs à type radiculaire, à type fulgurant, peuvent s'observer en dehors du tabès, c'est ainsi que les meningites cérébro-spinales laissent souvent des séquelles de cet ordre, et que toute lésion méningo-radiculaire en général (cancer, tuberculose, actinomycose, syphilis) entraîne des troubles analogues.

On peut donc concevoir que certains malades, à une

date plus ou moins éloignée de l'infection syphilitique, puissent présenter diverses manifestations radiculaires, depuis la banale douleur fulgurante jusqu'à la crise gastrique authentique, en passant par les névralgies intercostales avec zona.

Il est actuellement hors de conteste que la crise gastrique est un trouble radiculaire : le sympathique reçoit les impressions sensitives de l'estomac, et par les rami communicantes les fait cheminer jusqu'à la moëlle qui les recueille et à son tour les porte à la région bulbo-protubérantielle où elles excitent le noyau du pneumogastrique, la traduction clinique en est : les vomissements incoercibles, les vomiturations à vide et les phénomènes cardio-respiratoires associés.

Comme nous le disions plus haut, la méningo-radiculite s'exprime habituellement par des paroxysmes douloureux superficiels ou profonds, mais assez fréquemment aussi par des douleurs continues dans le domaine des nerfs périphériques, il est donc logique d'admettre que les nerfs viscéraux présentent des algies de même ordre, dont **les gastro et entéro-radiculites à formes continues sont une modalité,** et l'on conçoit comme le montre l'étude clinique que ces manifestations ne soient pas pûres, mais que s'associent ou alternent avec elles des douleurs superficielles, dans le domaine des nerfs intercostaux par exemple, et des troubles trophiques dont le zona est la plus belle expression. Bien que nous n'ayons pas observé chez nos malades de troubles trophiques, Hautefeuille et Dupret en ont publié une observation chez un ancien syphilitique et Loeper a signalé l'association : névralgies intercostales, zona et crises gastriques, chez les malades porteurs de cancer vertébral ou d'actinomycose costo-vertébrale.

La radiculite est donc, en résumé, une lésion banale, très fréquente chez les syphilitiques en raison de la prédilection marquée du spirochète pour le système nerveux et les méninges. Elle peut être généralisée et entrainer à plus ou moins longue échéance la sclérose des cordons postérieurs, mais pendant **très longtemps** et **même toujours** elle peut rester localisée au niveau des racines postérieures dorsales (4° à 9°) et ne se traduire cliniquement que par des crises gastro-intestinales soit à type paroxystique classique, soit à type continu, comme nous en avons fourni quelques exemples.

CHAPITRE V

TRAITEMENT

Que tenter sur un sujet atteint de gastro ou d'entéro radiculite ? Il est évident que le traitement doit être essentiellement causal et que toute la thérapeutique symptômatique, en même temps qu'elle ferait perdre un temps précieux pendant lequel on peut agir efficacement sur la lésion radiculaire, n'entraînerait que mécomptes. Dès que le diagnostic est posé et même, dès que l'on a de simples présomptions en faveur de l'origine syphilitique des troubles gastro-intestinaux, il importe donc d'instituer le traitement spécifique. Nous avons le choix entre le **mercure et le néo-arsénobenzol. La préférence doit être donnée à ce dernier** dans tous les cas, mais surtout quand les troubles se sont installés depuis peu : les lésions radiculaires doivent être vigoureusement attaquées alors qu'elles ne sont qu'inflammatoires. Chez tous nos malades, nous avons fait une première série de néo-arsénobenzol de 0,30 à 0,75 et même 0,90 : l'amélioration rapide, la disparition même des troubles ressentis par cinq de nos sujets nous ont fait alors arrêter tout traitement. Mais trois autres malades, en raison de la réapparition des phénomènes gastro-intestinaux, ont dû recevoir 3 et 5 séries de néo-arsénobenzol.

L'action de ce médicament est en général remarquablement **rapide** : quelquefois dès la première injection, le plus souvent après la troisième les malades se sentent nettement soulagés : cependant nous continuons la série pour parfaire l'action thérapeutique, il ne faut pas craindre de frapper fort, plus on arrivera tôt et plus la médication sera énergique, meilleurs seront les résultats : quelques malades ont cependant présenté après la première injection une recrudescence des phénomènes douloureux, ce n'est pas une contre-indication au néo-arsénobenzol qui doit être continué jusqu'à la dose la plus élevée.

Plusieurs de nos malades ont pû être suivis très longtemps et si quelques-uns au bout de longs mois restaient dans un état très satisfaisant, d'autres voyaient reparaître, sous la même forme ou sous un autre aspect, les troubles qui les avait amenés à nous la première fois, mais généralement cette rechute était atténuée.

Nous n'avons pas craint de **répéter les séries** de néo-arsénobenzol à trois et même à deux mois d'intervalle, aucun accident n'est résulté de cette médication intensive. Chaque rechute doit, à notre avis, commander une nouvelle série d'injections arsénicales.

Le **mercure** a-t-il une action aussi efficace que le Néo ? Sans doute, deux de nos malades ont vu leurs troubles s'atténuer, l'un après une série d'injections d'huile grise, l'autre après des piqûres de biiodure de mercure ; mais l'amélioration était moins nette et moins durable qu'avec le Néo. Du reste, il fallut chez ces malades pour obtenir la disparition totale des symptômes, faire suivre le trailement mercuriel d'une série de novarsénobenzol. Ces deux observations nous permettent donc de donner la préférence à ce dernier sel. Nous ne croyons pas que le mercure en injections intraveineuses eut mieux agi, car l'arsénic semble posséder une action vraiment spécifique, puisque dès la ou les premières injections les troubles s'amendent, tandis que, même à dose moyenne longtemps prolongée, le mercure n'apporte qu'une amélioration légère.

Il nous semble cependant que l'on puisse utilement se servir du mercure dans l'intervalle des séries de néoarsénobenzol suivant la règle habituellement suivie par les syphiligraphes dans le traitement de la vérole récente. Si nous ne l'avons pas fait c'est que nous voulions avoir une idée exacte de l'action du seul arsénobenzol ; notre opinion est maintenant suffisamment assise, et, à l'occasion, nous alternerons néoarsénobenzol et mercure.

Mais cette thérapeutique ne peut être bienfaisante que si les malades atteints de gastro et entéro-radiculites réclament nos soins **suffisamment tôt.** Lorsque les lésions radiculaires ont franchi le stade d'inflammation et que les racines postérieures sont transformées en cordons sclérosés, il serait vain de penser obtenir, même avec le néoarsénobenzol, des résultats remarquables. Jusqu'à ce jour, nous avons été relativement servis par le hasard, car nos malades dans l'ensemble ne souffraient pas depuis très longtemps, les premiers symptômes datant de trois ou quatre mois, la guérison fut rapide et de longue durée. Cependant l'une de nos malades (observation I) souffrait depuis un an et demi, une autre depuis huit mois ; aussi l'amélioration fournie par le néoarsénobenzol fut-il, bien que très net, d'assez courte durée, et cette malade dut se soumettre à cinq séries d'injections de néoarsénobenzol à deux et quatre mois d'intervalle. Un jour viendra peut-être où elle ne sera plus du tout améliorée par l'arsenic, et serons-nous alors obligé d'envisager une intervention sanglante. Nous ne voulons pas nous étendre sur ce point de thérapeutique chirurgicale, si la section ou l'arrachement des racines postérieures, ou leur élongation par manœuvre sur le plexus solaire ont donné entre les mains de Fœrster, Frank, Jaboulay, et de leurs imitateurs, des résultats appréciables dans la cure des crises gastriques classiques, il n'est pas douteux que des résultats identiques seraient obtenus dans le traitement des gastro et entéro-radiculites à forme continue.

CONCLUSIONS

1° Alors qu'il est banal de voir apparaître au cours du tabès des crises gastriques et intestinales paroxystiques, il l'est beaucoup moins d'observer, chez d'anciens syphilitiques non tabétiques, des troubles gastriques et intestinaux d'allure continue.

2° Dans l'un et l'autre cas, la lésion essentielle qui régit ces manifestations est l'inflamations des racines dorsales postérieures, secondaire elle-même à une lepto-méningite localisée autour desracines. Il s'agit donc d'une radiculite.

3° De nos observations se dégage l'éxistence de syndromes gastriques et intestinaux à type continu pouvant affecter la forme d'ulcus, ou d'hypersecrétion gastrique, de dysenterie aigüe ou chronique, ou d'entérocolite chronique.

4° Le diagnostic de ces syndromes découlera des notions suivantes :

a) Au point de vue clinique : polymorphisme symptomatique ; alternance ou association des troubles gastriques ou intestinaux ; absence de tout signe gastrique et intestinal objectif tant au point de vue somatique, que radiologique ou microscopique ; constatation d'autres symptômes radiculaires évidents ou larvés.

b) La notion étiologique de syphilis est d'importance

primordiale, bien que ces syndromes puissent être dûs à des radiculites non syphilitiques.

c) L'action thérapeutique du novarsénobenzol ou du mercure est encore un argument de grande valeur.

5° S'intallant insidieusement, résistant à toute thérapeutique symptômatique, ces gastro et entéro-radiculites peuvent constituer les seules manifestations d'une lésion radiculaire syphilitique, n'évoluant pas jusqu'au tabes.

6° Le novarsénobenzol, plus efficace que le mercure, devra être injecté aussitôt que possible, suivant les règles classiques.

BIBLIOGRAPHIE

L. BOUCHUT. — *Gastro et entéro-radiculites et leurs formes continues.* « Société Médicale des hôpitaux de Lyon, 1920 ». « Journal de Médecine de Lyon, juin 1920 ».

CADE et LERICHE. — *Crises gastriques du tabès.* « Journal Médical français, 15 juillet 1912 ».

CAMUS. — *Les radiculites.* « Thèse de Paris, 1907-08 ».

CAMUS et BAUFFLE. — *Crises gastriques et zona.* « Paris Médical, 8 juin 1912 ».

DEBOVE. — « Société Médicale des hôpitaux de Paris, 1889 ».

DÉJERINE. — *Du rôle joué par les lésions des racines postérieures dans la sclérose médullaire des ataxiques.* « Semaine Médicale, 1892 ».

DÉJERNINE et THOMAS. — *Syndrome radiculo-ganglionnaire.* « Traité de médecine, Brouardel et Gilbert, 1909 ».

GAMBIER. — *Contribution à l'étude des crises gastriques du tabès.* « Thèse de Paris, 1913 ».

HAUTEFEUILLE et DUPRET. — *Crises gastriques et zona.* « Archives des maladies de l'appareil digestif, 1915 ».

JABOULAY IN TERMIER. — *La chirurgie du sympathique dans les névralgies et syndromes douloureux.* « Thèse de Lyon, 1900 » et « Société Nationale de Médecine de Lyon, 1912 ».

LÉPINE J. — *A propos de la méningite spinale du tabès.* « Lyon Médical, 1905 ».

LERICHE et COTTE. — *L'opération de Forster dans le traitement des crises gastriques du tabès.* « Journal de Chirurgie, 1911 ».

— — — *Opération de Franke.* « Lyon Médical, 1911 ».

LŒPER. — *Les déterminations digestives des névralgies intercostales radiculaires.* « Leçons de pathologie digestive, Masson, 1911 ».

— — *Névralgies intercostales et zona.* « Archives des mal. du tube digestif, 1910 ».

G. MOURIQUAND et COTTE. — *Traitement des crises gastriques du tabès par l'arrachement des nerfs intercostaux* (opération de Frankc). « Presse Médicale, 1912 ».

NAGEOTTE. — *Note sur la lésion primitive du tabès.* « Société de Biologie, 1900 ».

PAVIOT. — *Des lésions méningées du tabès dorsal.* « Lyon Médical, 1905.

RENDU. — *Crises gastriques préataxiques.* « Cliniques, Paris, 1890 ».

RIVAY. — *Etat anatomique de l'estomac dans les crises gastriques.* « Thèse de Lyon, 1908-09 ».

ROUGER. — *Troubles digestifs et zona.* « Paris Médical, 15 juin 1904 ».

J.-Ch. ROUX. — *Etat du sympathique chez les tabètiques.* « Thèse de Paris, 1900 ».

J.-Ch. ROUX. — *Note sur l'origine et la terminaison des grosses fibres à myéline du sympathique.* « Société de Biologie, juillet 1900 ».

J.-Ch. ROUX et HEITZ. — *De l'influence de la section expérimentale des racines postérieures sur l'état des neurones périphériques. Contribution à l'étude des fibres centrifuges des racines postérieures.* « Nouvelle iconographie de la Salpétrière, 1906 ».

SAUVÉ et TINEL. — *L'opération de Frankc.* « Journal de chirurgie, février 1913 ».

SÉZARY. — *Pathogénie du tabès, méningite parasyphilitique.* « Presse Médicale, 1911 ».

THOMAS et HAUSER. — *Etude sur les lésions radiculaires et ganglionnaires du tabès.* « Nouvelle iconographie de la Salpétrière, 1902 ».

THOMAS et HAUSER. — *Les altérations des ganglions rachidiens chez les tabètiques.* « Nouvelle iconographie de la Salpétrière, 1904 » et « Revue de neurologie, 1904 ».

TINEL. — *Radiculites et tabès.* « Th. Paris, 1909-1910 ».

— — *Méningite et tabès.* « Presse Médicale, 1911 ».

— — *Etude pathogénique des crises gastriques du tabès.* « Archives des mal. du tube digestif, 1913 ».

TRONC. — *Crises prémonitoires du tabès.* « Thèse de Paris, 1907-1908 ».

VINCENT C. — *Méningite syphilitique et tabès.* « Journal de Méd. français, 1912 ».

WAYNCOP. — *Crises gastriques au début du tabès et en dehors du tabès.* « Thèse de Paris, 1904-1905 ».

TABLE DES MATIÈRES

www.ingramcontent.com/pod-product-compliance
Ingram Content Group UK Ltd.
Pitfield, Milton Keynes, MK11 3LW, UK
UKHW020422180726
13839UKWH00003B/1372

9 782329 129143